Fatigue Chronique

Guide du syndrome de fatigue chronique des glandes

surrénales - Restaurer naturellement les hormones, le

stress et l'énergie (Livre en Français / Adrenal Fatigue

Reset French Book)

Par Louise Jiannes

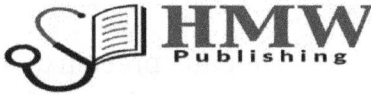

HMW Publishing

Pour plus de livres intéressants visiter:

HMWPublishing.com

Télécharger un autre livre gratuitement

Je tiens à vous remercier d'avoir acheté ce livre et vous offre un autre livre (aussi long et précieux que celui-ci), « santé et remise en forme : les erreurs que vous faites sans le savoir », totalement gratuit.

Visitez le lien ci-dessous pour vous inscrire et le recevoir: www.hmwpublishing.com/gift

Dans ce livre, je corrigerai les erreurs sur la santé et la remise en forme les plus courantes, que vous commettez probablement en ce moment, et je vous révèlerai comment vous pouvez facilement avoir la meilleure forme de votre vie!

En plus de ce cadeau précieux, vous aurez aussi l'occasion d'obtenir nos nouveaux livres gratuitement, obtenir des cadeaux, et recevoir d'autres e-mails intéressants de ma part. Encore une fois, visitez le lien pour vous inscrire: www.hmwpublishing.com/gift

Table des matières

Introduction

Je tiens à vous remercier et à vous féliciter pour le téléchargement du livre «*Régime de remise à niveau des surrénales* ». Ce livre contient des étapes et des stratégies éprouvées sur la façon de traiter vos glandes surrénales fatiguées et récupérer à la maison, et comprend tout ce que vous devez savoir d'autre sur la fatigue surrénale. Vous découvrirez également ce qui cause exactement l'épuisement des surrénales et comment vos habitudes au jour le jour et votre alimentation surmènent vos glandes surrénales. De plus, vous apprendrez comment avoir assez de sommeil, éviter le stress et les facteurs de stress, et être au courant des aliments qui vous aideront sensiblement à récupérer et à améliorer la santé de vos surrénales. De même, ce livre va également vous expliquer et vous révéler comment vous pouvez obtenir un meilleur repos et le sommeil, le meilleur régime pour l'alimentation surrénale, et comment faire face au stress pour vous aider dans votre rétablissement. Enfin, ce livre vous fournira également les meilleures options de test parmi lesquelles vous pouvez choisir pour savoir si vous êtes vraiment atteint de fatigue surrénale!

Aussi, avant de commencer, je vous recommande **<u>vous abonner à notre bulletin électronique</u>** pour recevoir des mises à jour sur les nouvelles versions de livres ou les promotions à venir. Vous pouvez vous inscrire gratuitement, et en prime, vous recevrez un cadeau gratuit. Notre livre «Santé et remise en forme les erreurs que vous faites sans le savoir »! Ce livre a été écrit pour démystifier, exposer les meilleurs « à faire » et « à ne pas faire » et enfin vous fournir les informations dont vous avez besoin pour avoir la meilleure forme de votre vie. En raison de la quantité énorme de désinformation et mensonges proférés par les magazines et les « gourous » autoproclamés, il devient de plus en plus difficile d'obtenir des informations fiables pour obtenir une bonne forme. Plutôt que d'avoir à passer par des dizaines de sources biaisées, peu fiables et peu dignes de confiance pour obtenir vos informations sur la santé et la remise en forme. Tout ce dont vous avez besoin a été disséqué dans ce livre, pour qu'il vous soit facile à suivre et pour des résultats immédiats, pour vous permettre d'atteindre vos objectifs de mise en forme dans les plus brefs délais

Encore une fois, pour vous abonner à notre bulletin électronique gratuit et recevoir une copie gratuite de ce livre précieux, s'il vous plaît visitez le lien et inscrivez-vous maintenant: **www.hmwpublishing.com/gift**

Chapitre 1: Qu'est-ce que la fatigue surrénale?

Si vous êtes comme moi, la découverte de la fatigue surrénale sera tout à fait une surprise pour vous, et l'importance des glandes surrénales est inconnue. Cependant, le fait que vous lisiez ce livre est la première étape pour commencer à améliorer votre santé globale.

Que sont les glandes surrénales?

Leurs noms sont directement liés à leur emplacement, «sur » - ce qui signifie au-dessus et « renal » signifiant rein, la combinaison signifie au dessus du rein. Les glandes surrénales sont deux petites structures sur le dessus de chaque rein. Elles sont de forme triangulaires et chacune mesure environ 3 pouces (7,5 cm) de long et 1 1/2 pouces (4 cm)de haut. Ils sont peut-être petits, mais ils jouent un rôle important et essentiel dans la santé générale du corps. Ils libèrent des substances chimiques appelées hormones dans le sang, ce qui affecte de nombreuses parties du corps, en particulier pendant les périodes de stress.

Les glandes surrénales sont composées de deux parties distinctes qui produisent des hormones dont le corps a besoin

Le cortex surrénalien

C'est la partie externe de la glande, et il produit des hormones qui sont essentielles à la vie, tels que:

Cortisol

Aide votre corps à répondre au stress et à réguler le métabolisme,

Stimule la production de glucose par la mobilisation des acides gras libres et des acides aminés, et

A des effets anti-inflammatoires significatifs

Aldostérone

Aide à contrôler la pression artérielle en maintenant l'eau dans le corps et les niveaux de sel. Sans l'aldostérone, votre rein va perdre des quantités excessives de sodium (sel), par conséquent, d'eau, ce qui conduira à une déshydratation sévère.

La testostérone et la déhydroépiandrostérone (DHEA)

Ce sont des hormones sexuelles mâles, et elles sont impliquées dans la création et le maintien des différences entre les hommes et les femmes. Ils ont des effets faibles dans le corps, mais ils jouent un rôle vital dans le développement des organes sexuels masculins pendant l'enfance et aussi des femmes pendant la puberté.

La médullo-surrénale

C'est la partie intérieure de la glande, et elle produit les hormones non essentielles ou des hormones dont vous n'avez pas besoin pour vivre, comme l'adrénaline, de petites quantités de dopamine et noradrénaline, et qui aident également le corps à réagir à un stress émotionnel ou physique. C'est peut être la première chose qui viendra à l'esprit quand on mentionne la glande surrénale. Dans votre cours de science, vous vous souvenez peut-être votre enseignant ou professeur parlant de la réponse de combat ou de vol, dans lequel le corps se prépare à passer à l'action au cours d'une situation stressante. Cette sensation que vous éprouvez lors de situations excitantes est le travail de vos glandes surrénales, comme quand une personne est capable de porter un objet lourd lors d'un incendie. Les hormones sécrétées optimisent vos capacités de survie, ce qui permet à votre corps de répondre de manière plus efficace.

Peut-être connaissez vous l'adrénaline sous son autre nom, l'adrénaline, qui augmente l'afflux de sang vers le cerveau et les muscles ainsi que votre fréquence cardiaque. Elle augmente également le taux de sucre dans votre corps, aidant le foie à convertir le glycogène en glucose. D'autre part, la noradrénaline ou norépinéphrine peut provoquer une vasoconstriction ou le rétrécissement des vaisseaux sanguins, ce qui conduit à une tension artérielle élevée.

En même temps, quand votre corps n'est pas soumis à un stress extrême, les glandes surrénales travaillent en silence pour maintenir la santé de votre corps.

Quelles sont les causes du syndrome de fatigue surrénale?

Comme son nom l'indique, la fatigue surrénale se produit lorsque vos glandes surrénales sont fatigués - elles sont incapables de satisfaire les besoins quotidiens que votre corps exige d'elles. Quand les glandes surrénales sont épuisées, votre corps en ressentira l'effet- vous allez très probablement vous sentir fatigué, vous aussi.

Comme mentionné précédemment, elles produisent diverses hormones dont votre corps a besoin et influencent la façon dont votre corps métabolise les graisses, compose avec le stress physique et émotionnel, et régularise la glycémie.

Cependant, lorsque votre demande de votre corps est plus élevé que ce que votre système surrénal peut produire et si vous ne prenez pas soin de vos glandes surrénales comme elles le méritent, c'est alors que la santé de votre corps commence à décliner - votre corps reflète avec précision l'état de vos glandes surrénales.

La réponse de la lutte de combat

Les glandes surrénales réagissent continuellement à des stimuli physiques et émotionnels pour fournir une réponse adaptée aux situations que vous rencontrez. Les glandes surrénales régulent en permanence la production d'hormones nécessaires à chaque condition.

Si vous n'avez pas mangé de toute la journée, les régulateurs de cortisol diront à votre corps de stocker la graisse parce que votre corps ne reçoit pas assez de nourriture ou de carburant et vous pourriez avoir besoin de conserver la graisse pour vivre. Lorsque vous mangez des aliments sucrés, le cortisol poussera la production d'insuline de votre corps pour faire face à ce que vous venez de manger.

Tout ce que vous ressentez et faites affecte vos glandes surrénales. Si votre corps compose sans cesse avec des extrêmes, vos glandes surrénales seront épuisées et stressées, ce qui conduit donc à un syndrome de fatigue surrénale.

Est-ce que le syndrome de fatigue surrénale est la même chose que le syndrome de fatigue chronique?

le syndrome de fatigue surrénale est aussi parfois appelée la fatigue surrénale chronique, ce qui peut conduire à une certaine confusion. Le syndrome de fatigue chronique et le syndrome de fatigue surrénale ont des symptômes similaires, mais ils ont des causes différentes. Cependant, il y a en effet une relation entre la fatigue surrénale et la fatigue chronique - le syndrome de fatigue surrénalienne est souvent présente dans les cas de syndrome de fatigue chronique. Par conséquent, employer des changements qui rechargent et soutiennent vos glandes surrénales devrait faire partie du plan de gestion du syndrome de fatigue chronique.

Est-ce que j'ai le syndrome de fatigue surrénale?

Si vous avez vécu une dépression nerveuse dans le passé ou entendu le terme utilisé pour décrire ce que quelqu'un souffre, alors vous aurez une idée des symptômes du syndrome de fatigue surrénale. Tous les deux ont des symptômes similaires. En fait, l'incapacité d'une personne à faire face au stress n'est pas causée par la rupture des nerfs. Elle est causée par la fatigue des glandes surrénales, qui sont surmenées après de longues périodes de stress et dessituations extrêmes.

Les symptômes du syndrome de fatigue surrénale

Si vous rencontrez l'un des symptômes ci-dessous, il peut être grand temps de donner à vos glandes surrénales la recharge dont elles ont besoin.

Vous sursautez facilement

Si quelque chose comme la sonnerie d'un téléphone provoque des battements sauvages de votre cœur dans la poitrine?

Vous vous sentez toujours fatigué

Vous réveillez vous fatigué même après une nuit de bonsommeil? Avez-vous fait une petite sieste pendant la journée, mais vous avez l'impression de ne pas vous être reposé du tout?

Allergies

Avez-vous récemment développé de nouvelles allergies? Avez-vous connu une aggravation de la réaction allergique, même après l'anaphylaxie?

Augmentation des crises de panique ou d'anxiété / réduction de la capacité à faire face au stress

Vous sentez-vous défait? Vous sentez-vous incapable de traiter les choses? Êtes-vous facilement irrité? Vous sentez-vous anxieux et dépassé?

Hypotension orthostatique

Avez-vous le vertige en vous levant, surtout après vous être couché?

Léthargie

Vous sentez-vous impuissant et faible, surtout parce que vous ne mangez pas régulièrement?

Hypoglycémie

Votre taux de sucre dans le sang est-il bas?

Hypotension

Votre tension artérielle est-elle basse?

Hypothyroïdie

Éprouvez-vous une baisse de la thyroïde? Cela accompagne généralement une réduction du fonctionnement de la glande surrénale.

Dépendance à la caféine

Avez-vous besoin boissons caféinées pour commencer et tenir pendant la journée?

Gain de poids

Votre poids a-t-il augmenté? Avez-vous remarqué que vous ne perdez pas de poids, quoique vous essayez? Votre graisse abdominale a-t-elle augmenté?

Sensibilité à la lumière vive

Avez-vous de la difficulté à conduire, surtout pendant la nuit?

Perturbation des habitudes de sommeil

Vous sentez-vous le besoin de dormir? Avez-vous votre meilleur sommeil entre 7 à 9 heures du matin? Votre corps a-t-il besoin de temps pour démarrer, puis devenir énergique tout à coup? Votre productivité diminue-t-elle au cours de l'après-midi et vous vous sentez-vous le besoin de faire une sieste? Êtes-vous fatigué pendant les premières heures de la soirée, mais sans pouvoir dormir tôt? Vous sentez-vous en forme après 23 heures et tenez jusqu'à tôt le matin? Ce type de sommeil malsain vous fera généralement sentir fatigué le lendemain.

Impossibilité de récupérer ou de combattre la maladie

Avez-vous souvent l'impression d'être tout le temps malade?

Est-ce que l'exercice vous faire sentir en pire état, pas mieux?
Faiblesse de la libido

Avez-vous peu ou pas d'intérêt ou d'énergie pour le sexe? Ressentez-vous une sensation bizarre, une douleur au membre, une sensation de douleur du nerf sensible pendant l'orgasme? Est-ce que l'orgasme vous rendra sans force ou nerveux, mais pas dans le bon sens.

Fringales

Avez-vous souvent envie d'aliments sucrés, salés, et riche en protéines?

Stress ou facteurs de stress continuels

Venez-vous d'avoir un bébé, vous être marié, avoir subi une chirurgie, avoir divorcé, avoir déménagé dans une autre ville ou pays, avoir perdu un être cher, avoir 3 enfants de moins de 5 ans, avoir des préadolescents, avoir des adolescents, avoir été victime d'un crime, avoir perdu un emploi , prendre un emploi, ou tout type de situation qui vous donne du stress? Les facteurs de stress ne signifient pas nécessairement des situations ou des conditions défavorables, et ils ne doivent pas être dramatiques. Les facteurs de stress peuvent être quelque chose de continu - tous les petits facteurs de stress que vous ressentez peuvent s'ajouter et causer de la fatigue surrénale.

Les symptômes mentionnés ci-dessus sont souvent ignorés quand vous les regardez individuellement. Mais quand vous les voyez comme des morceaux du même casse-tête, ils définissent le syndrome de fatigue surrénale, ce qui signifie que vous devez donner à vos glandes des soins affectueux.

Chapitre 2: Puis-je tester ma fonction surrénale à la maison?

Vous pouvez avoir l'impression d'avoir le syndrome de fatigue surrénale, mais vous voulez vous en assurer. Il y a alors des tests que vous pouvez faire à la maison.

Hypotension orthostatique

Ce test est également connu comme l'hypotension orthostatique. C'est une chute de la tension artérielle qui se produit quand une personne se lève à partir d'une position couchée. Si vous ressentez ce que les gens nous rapportent souvent : vertige, étourdissement, sensation de vertige, en vous levant trop vite, alors cela vous semble familier.

Pour ce test, vous aurez besoin d'un brassard de prise de tension artérielle. Allongez-vous et reposez-vous pendant environ 5 minutes. Mesurez votre tension artérielle pendant que vous êtes en position couchée, puis levez-vous et mesurez votre tension artérielle à nouveau.

En règle générale, la tension artérielle devrait augmenter d'environ 10-20 points. Si votre tension artérielle diminue de 10 points ou plus, c'est le signe d'une hypo-adrénie. Plus significative est la baisse de la tension artérielle, plus grave est l'insuffisance surrénale.

Il est également important de mentionner que, en général, une tension artérielle basse indique l'épuisement surrénalien en particulier lorsque vous avez les autres symptômes de la fatigue des glandes surrénales.

Test de contraction de l'iris

Pour faire ce test, vous aurez besoin d'un miroir et d'un faible crayon lumineux ou d'une lampe de poche. Allez dans un placard sombre ou salle de bains et attendez quelques minutes pour laisser vos yeux s'adapter à l'obscurité- cela permettra aux pupilles de vos yeux de se dilater ou d'être complètement ouvertes. Projetez alors la lampe de poche ou le crayon lumineux dans vos yeux, et, à travers le miroir, regardez la réaction de vos pupilles pendant au moins 30 minutes.

La lumière doit provoquer la contraction de l'iris de vos yeux, ce qui rend vos pupilles ou l'endroit plus sombre au centre de vos yeux plus petit.

Habituellement, les pupilles doivent rester petites. Si vos glandes surrénales sont fatiguées, les pupilles seront faibles, et elles ne seront rester contractées, et elles oscilleront entre détente et contraction, ou, elles se contractent d'abord, puis s'agrandissent au bout de 10 à 30 secondes.

La faiblesse de la capacité des pupilles à se contracter indique la faiblesse de vos glandes surrénales.

La ligne blanche des surrénales de Sergent

En utilisant le bout émoussé d'une cuillère ou votre ongle, tracez une ligne sur votre ventre. Si vous avez un cas – de modéré à grave -de fatigue surrénale, la ligne reste blanche et, dans certains cas, devient plus large au fil du temps. Habituellement, la ligne virerait presque immédiatement au rouge.

Par le passé, ce test a été utilisé pour indiquer la fatigue surrénale sévère et la maladie d'Addison. Si le cas de votre fatigue surrénale est moins graves, le test peut ne montrer aucun signe.

Test salivaire de 24 heures de l'hormone surrénale

Un test de la fonction surrénale (Cortisol une journée entière + DHEA) est la meilleure façon de connaître l'état ou la condition de la fonction surrénale.

Test de la fonction surrénale (Cortisol une journée entière + DHEA)

Pour effectuer ce test, vous pouvez commander directement un kit de test du laboratoire, ou vous pouvez demander à votre médecin de vous fournir un kit que vous pouvez ramener à la maison pour faire le test. Pour ce test, vous devrez recueillir un petit échantillon de votre salive dans un petit flacon 4 fois par jour à des heures spécifiques- vers 7 heures, 11 heures, 16 heures, et enfin 23 heures. Après avoir collecté les 4 échantillons, vous devez envoyer le kit pour l'analyse en laboratoire. Le test coûte environ 175 dollars, incluant le coût du kit et l'analyse. Les résultats de l'analyse sortent généralement après 5 à 7 jours et vous seront généralement envoyés par courriel.

Moyennant un supplément, vous pouvez également planifier une consultation avec le médecin du laboratoire pour examiner les résultats avec vous.

Test salivaire contre Tests sanguins

Bien qu'on puisse mesurer les taux d'hormones cortisol à l'aide de tests sanguins, les résultats des tests de salive sont de loin supérieurs. Les tests sanguins mesurent souvent à la fois les formes actives et inactives de l'hormone. En règle générale, le résultat donnera l'impression que votre corps fabrique assez d'hormones alors qu'en réalité il n'y en a pas assez. Pour tester la fatigue surrénale, il faut se concentrer sur le niveau des hormones surrénales actives.

Le niveau de cortisol dans le corps varie selon un rythme particulier pendant la journée. Prendre 4 échantillons aidera votre médecin à voir si le niveau baisse et remonte aux bonnes heures. Certains tests comprennent la mesure des niveaux de sulfate de déhydroépiandrostérone ou DHEA-S, l'hormone mâle, androgène créé dans les glandes surrénales, et la représentation graphique de la relation entre le cortisol et la DHEA.

Si vous pensez avoir la fatigue surrénale, la façon la plus efficace et utile est d'avoir les résultats des tests avec vous lors de la première consultation avec votre médecin. De cette façon, votre médecin aura plus de renseignements pour commencer. Autrement, vous quitterez le bureau du médecin avec très probablement une ordonnance pour exécuter des tests pour savoir ce que vous avez.

Comment interpréter les résultats du test du kit hormonal?

La plupart des entreprises présentent une synthèse des résultats des tests de niveau de cortisol lorsque vous commandez un kit de test, en tenant compte de la plage normale. Voici quelques-unes des choses que vous devez garder à l'esprit lorsque vous interprétez les résultats de votre test.

Le cycle de cortisol suit le rythme circadien de votre corps.

Le niveau de cortisol est le plus élevé le matin pour vous aider à vous réveiller et vous préparer pour la journée.

Il diminue au cours de la journée, puis augmente à nouveau après avoir mangé - c'est pourquoi il est essentiel de manger fréquemment car cela aide à garder la glycémie plus stable, ce qui rend donc votre niveau de cortisol plus stable.

Les niveaux de cortisol dans votre corps devraient être à leur plus bas la nuit, ce qui vous permet de dormir.

Si vous forcez votre corps à rester éveillé, en particulier tard dans la soirée, cela amènera une libération de cortisol, qui vous empêchera de vous endormir, vos glandes surrénales produisant plus de cortisol en réaction au stress. Ce sera particulièrement difficile pour vos glandes surrénales parce qu'elles ont besoin de se reposer pendant la nuit pour se recharger et être prêtes pour le lendemain.

Les quarts de travail sont particulièrement difficiles pour vos glandes surrénales, car on leur demande sans cesse de changer leur rythme naturel de production de cortisol. De plus, notre corps ne sera jamais complètement habitué parce que cela va à l'encontre du flux, en particulier si vous occupez un horaire de jour le week-end ou si vous travaillez souvent en quarts alternés.

Lorsque vos glandes surrénales se fragilisent, elles perdent leur capacité à se réguler et vont surproduire dans les premiers stades de la fatigue surrénale. Imaginez un wagon dans une pente. Il semblera que les glandes surrénales travaillent trop bien, mais en fait, la glande surrénale finit par brûler et ne peut plus produire assez de cortisol -elles sont en fait épuisées de se réguler.

Quels sont les « valeurs normales » de niveau de cortisol dans les résultats des tests?

La fatigue surrénale et la baisse de la thyroïde, qui l'accompagne d'habitude, sont des conditions qui sont souvent difficiles à quantifier par des tests seuls. La meilleure façon de diagnostiquer est de traiter la présence des symptômes classiques jusqu'à ce que les symptômes diminuent. Pourquoi? Parce que la plage des résultats normaux des tests est large- votre résultat peut être la moitié de celui de quelqu'un d'autre et être encore considéré comme normal. Si vos résultats sont vers la limite inférieure de la normale, alors il y a encore beaucoup de place à l'amélioration. De plus, si vous ne disposez pas d'un résultat de test pendant une période où vous vous sentiez mieux, votre premier résultat de test peut ne pas être même « normal » pour vous. Et si vous étiez déjà à la limite supérieure de la normale lorsque vous vous sentiez mieux? Si votre niveau a baissé de 25, 30 ou 50 pour cent, peu importe s'il tombe dans la fourchette « normale officielle », il n'est toujours pas normal pour vous.

Par exemple, la lecture «Ordinaire» à 8 heures varie de 3,5 à 6,3, ce qui signifie que vous pourriez avoir près de la moitié ou au contraire deux fois plus et vous seriez toujours dans la plage normale. De même, les résultats des tests peuvent varier considérablement au cours des jours différents, de sorte que vos résultats au cours d'une journée stressante peuvent être très différents.

Le fait intéressant sur les glandes surrénales est qu'elles peuvent se recharger et se réparer elles-mêmes quand vous êtes couché, et leur meilleur moment de guérison est entre 7-9 heures. Donc, si vous avez envie de dormir tard, alors faites-le- c'est une vraie partie du processus de récupération de vos glandes surrénales.

Parfois, vous laisser faire les choses que votre corps demande pourrait être le plus difficile. Cependant, reconnaître que vous avez un problème est la première étape de la récupération. Ce n'est pas différent quand vous avez le syndrome de fatigue surrénale. Si vous continuez à forcer malgré la fatigue, cela ne fera qu'empirer la situation. Alors reposez-vous et dormez quand vous avez besoin, n'hésitez pas.

Ai-je vraiment besoin d'un test salivaire de Cortisol?

Il y a un débat à ce sujet. Certaines personnes sujettes à la fatigue surrénale ne voient pas toujours la nécessité de faire un test de salive pour diagnostiquer et traiter les cas de fatigue surrénale, en particulier ceux dont l'intensité est légère à modérée.

D'autre part, les résultats du test pourraient révéler des informations utiles et fournir des preuves qui soutiendront un diagnostic pour les cas où les seuls symptômes ne donnent pas une image claire. De plus, il peut aider à déterminer si vos symptômes sont ceux de la fatigue surrénale, où les glandes produisent trop de cortisol ou si votre état de santé a progressé au point où le corps ne crée pas assez de cortisol ou une forme plus avancée de la fatigue surrénale.

En outre, un test révélera le modèle de votre taux de cortisol tout au long de la journée - s'il est différent ou suit le modèle optimal et il vous rapporte vos symptômes tout au long de la journée.

Bien sûr, cela est seulement un instantané d'une journée. En fonction de votre niveau de stress, de la qualité de votre sommeil, etc., les résultats peuvent varier d'un jour à l'autre. Par lui-même, le test seul ne sera pas en mesure de vous dire si vous avez la fatigue surrénale. Mais il ne fournit des preuves à considérer, ainsi que vos symptômes, et peut-être, ainsi que d'autres tests pour évaluer la fonction de votre thyroïde et des autres hormones- la testostérone, la progestérone et les œstrogènes.

Ai-je besoin d'un docteur pour commander mon test salivaire de Cortisol?

De nombreuses personnes atteintes du syndrome de fatigue surrénale n'ont pas de médecins familiers avec cette situation, donc la plupart d'entre eux prennent les choses en mains. Ils sont donc plus susceptibles de commander un test de cortisol eux-mêmes.

Chaque cas est différent. Vous pouvez avoir un autre niveau de connaissances et de confort dans la prise en charge de votre santé et a compréhension de votre état. La plupart du temps, faire le test est juste une façon de confirmer ce que vous savez déjà- qu'il y a effectivement quelque chose qui cause vos problèmes.

Vous pouvez en avoir besoin pour la tranquillité d'esprit.

Vous pouvez toujours choisir de consulter un médecin avant de faire le test - il peut être couvert par une assurance, si commandé par leur laboratoire ou leur bureau. Cependant, dans la plupart des cas, la fatigue surrénale est pas reconnue comme un diagnostic valable et ils refusent de payer pour le test. Chaque situation est différente et c'est vraiment à vous et votre diligence de décider quel est le meilleur plan d'action.

Quel que soit votre cas, la collection de l'échantillon de salive sera encore faite par vous à la maison et les échantillons envoyés par la poste au laboratoire. Cependant, vous voulez profiter du redressement des résultats. Si vous commandez le test en ligne, vous pouvez obtenir les résultats dans deux semaines, par rapport aux 2 mois ou plus en obtenant un rendez-vous d'un médecin, pour le test, passer le test, puis un autre rendez-vous pour passer en revue les résultats. Comme mentionné précédemment, il peut être avantageux d'avoir les résultats des tests la première fois que vous visitez le médecin- c'est peut-être plus productif.

En bref, il existe des tests disponibles que vous pouvez commander en ligne, mais c'est à vous de décider quel plan d'action à prendre.

Rappelez-vous, vous pouvez commencer à faire des changements avant même de vous décider de faire le test. En apprendre davantage sur le syndrome de fatigue surrénale et faire des changements dans votre style de vie pour soutenir vos glandes surrénales et la réduction du stress est la clé pour se sentir mieux. Même si la fatigue surrénale est pas votre diagnostic primaire, vos glandes surrénales jouent un rôle important dans votre santé. Apporter des changements pour aider leur rétablissement vous profitera grandement.

Chapitre 3: Le stress et le manque de sommeil affectent vos Glandes surrénales

Vous le savez maintenant, la fatigue surrénale est une condition liée au stress et liés au sommeil. Dans ce chapitre, nous allons jeter un coup d'œil sur les types de stress et comment le sommeil affecte nos glandes surrénales.

Qu'est-ce que le "stress"?

Étant donné que nos glandes surrénales sont responsables de la façon dont notre corps réagit au stress, elles affectent la fonction de notre surrénale, d'une manière ou d'une autre. Aussi, jetons coup d'œil sur les nombreux types de stress qui peuvent affecter nos vies et nos glandes surrénales.

En général, quand on parle de stress, on se réfère souvent à un stress émotionnel ou mental - les choses nous reconnaissons, et que nous savons comme ayant besoin d'une réaction immédiate, les finances, les enfants, les problèmes en milieu de travail, etc. Cependant, il existe d'autres types de stress, les facteurs environnementaux et physiques, dont nous ne réalisons pas qu'ils stressent le système surrénal.

La combinaison des facteurs de stress environnementaux et physiques est généralement ce qui affecte la production d'hormones dans nos glandes surrénales, ce qui conduit à la fatigue surrénale. Le sommeil, par exemple, est causé par des facteurs à la fois physiques et environnementaux.

Néanmoins, il est important de garder à l'esprit que tout les stress ne sont pas négatifs. Même des évènements heureux peuvent être stressants pour vos glandes surrénales. La planification d'un mariage, se marier, la grossesse, avoir des enfants, et commencer un emploi, etc., peuvent aussi causer du stress, en dépit du fait que ces événements sont passionnants et que vous pouvez même les attendre avec impatience.

Voici quelques-uns des facteurs de stress physiques et chimiques qui peuvent affecter les glandes surrénales.

Stress physique

- Consommation d'alcool et de caféine

- Douleur chronique

- Maladie

- Manque de sommeil

- Carences en vitamines et minéraux

- Bruit

- Obésité

- Mauvaise alimentation

- Grossesse

- Fumer

- Chirurgie

- Infections à levures systémiques

Stress chimique

- Insecticides

- Éclairage fluorescent

- Eau fluorée / chlorée

- Produits chimiques de nettoyage domestiques

- Traitements / médicaments, en particulier les corticostéroïdes

- Nouveau tapis

- Matières plastiques

- Pollution de l'air sur le lieu de travail ou à la maison
- Terrains contaminés par des produits chimiques

Comment le stress affecte-t-il la santé?

Quand le stress reste toujours élevé ou augmente, les glandes surrénales travaillent plus pour faire face à la situation ou la condition. Pendant ces périodes, vous pouvez avoir envie de caféine et de sucre pour aider à maintenir la vigilance. Vous faites exactement la mauvaise chose- vous créez une demande encore plus grande sur vos glandes surrénales. Ce soulagement à court terme finira par faire à votre corps plus de mal que de bien.

En même temps, le contact avec des acteurs de stress surrénal cachés, tels que l'exposition aux produits chimiques, affaiblit vos glandes surrénales. Par conséquent, vos glandes ne sont pas en mesure de répondre de façon optimale- vous perdez la bataille sur celui-ci.

Lorsque des facteurs de stress physiques nombreux et dramatiques durent longtemps, les niveaux élevés de cortisol circulant dans votre corps peuvent changer les processus standard de votre système métabolique. Il précipite le vieillissement cellulaire et provoque l'apparition d'une résistance à l'insuline et, finalement, le diabète, ainsi que le sommeil inhibiteur, la perte de poids et la fonction immunitaire. Ceci, à son tour, provoque un stress supplémentaire sur vos glandes surrénales, car elles devront répondre au stress causé par le manque de sommeil, excès de poids, et la maladie.

Comment devrais-je éviter les choses qui sont stressantes?

De façon réaliste, vous ne serez pas en mesure d'éliminer tout ce qui cause le stress dans votre vie. Ce n'est même pas souhaitable - un certain stress est bénéfique!

La clé est d'être conscient de votre stress, bon et mauvais, et d'apprendre quels facteurs de stress éviter et éliminer et ceux que vous avez besoin d'apprendre à mieux gérer. Création d'un mode de vie sain aidera à réduire la charge sur vos glandes surrénales.

Suffisamment de sommeil et soulagement du stress contribuent à la récupération des glandes surrénales

L'une des plus importantes et la première chose que vous devez commencer pour recharger votre surrénale est le sommeil. La plupart du temps, vous aurez du mal à dormir ou dormir au bon moment quand vous avez la fatigue surrénale.

Comment puis-je obtenir assez de sommeil?

Que faites-vous quand vous vous sentez somnolent dans l'après-midi? Vous forcez vous à ignorer la nécessité de dormir et vous maintenir souvent grâce au café ou au thé? Cette habitude déclenche toujours une réponse au stress de vos glandes surrénales.

Laissez-vous dormir autant que vous le pouvez, même si c'est au milieu de la journée. Lorsque vous vous sentez groggy, cde sont vos glandes surrénales qui vous disent qu'elles ont besoin d'une pause. Donc, allongez-vous sur un canapé et mettez vos pieds en hauteur pendant quelques minutes. La position horizontale, même juste pour 15 minutes, fera du bien àvos glandes surrénales.

Si vous le pouvez, dormez le matin, surtout quand vous vous sentez particulièrement fatigué. Si vous devez déposer vos enfants à l'école, alors retournez au lit dès que possible. Certains rechargements vitaux de vos glandes surrénales se produisent entre 7 et 9 heures du matin.

Plus vous laissez votre corps voir quand il veut, plus vite votre corps sera en mesure de récupérer, jusqu'à un point où vous n'aurez pas besoin de dormir à des moments inopportuns.

Suivez un horaire de sommeil. Planifiez d'être au lit au plus tard entre 9 et 09h45 le soir. Le sommeil est essentiel à la réparation de la glande surrénale. Vous avez besoin de dormir aussi régulièrement que possible, surtout lorsque vous êtes dans la phase de reconstruction intensive.

Cortisol et sommeil

Plus tôt, nous avons abordé le sujet du cortisol comme l'une des hormones de réponse au stress- que produisent les glandes surrénales. Le manque de sommeil de bonne qualité ou le manque de sommeil affecte les niveaux de cortisol dans votre système, mais pas de la manière que vous pensez probablement. On pourrait penser que lorsque vous êtes fatigué, les niveaux de cortisol va baisser, non? Pourtant, quand vous ne dormez pas assez, votre corps libère effectivement plus de cortisol pendant de longues périodes de temps.

En règle générale, les niveaux de cortisol sont les plus élevés le matin et diminuent la nuit. Le jour, votre corps va libérer du cortisol supplémentaire tout au long de la journée pour répondre à tout stress physique ou émotionnel.

Quand votre corps a trop de cortisol la nuit, il vous empêche de dormir profondément, vous vous réveillez souvent la nuit, et vous vous réveillerez avec l'impression de ne pas vous être reposé.

Cela conduit à un cercle vicieux - le manque de sommeil réparateur et profond lui-même est un facteur de stress, ce qui provoque une plus grande libération de cortisol par vos glandes surrénales, ce qui à son tour, vous empêche d'obtenir le repos et le sommeil dont vous avez besoin pour arrêter le cycle.

Pourquoi suis-je si fatigué tout le temps?

Facteur de stress numéro un - vous vous forcez à vous réveiller et commencer la journée plus tôt que ce que veut votre corps. Vous vous levez du mauvais pied. Lorsque vous avez le syndrome de fatigue surrénale, le sommeil le plus réparateur pour votre corps et profond vient entre 6: 00-9: 00 heures - juste au moment où la plupart d'entre nous habituellement se réveille et se prépare pour la journée. Donc, même si vous vous sentez fatigué et non reposé, vous vous forcez à vous réveiller, vous lever et aller. Lorsque vous faites cela, vous stressez vos glandes surrénales, ce qui la première libération de cortisol induite par le stress de la journée.

Facteur de stress numéro deux - pour vous réveiller, vous buvez une tasse de café. Si vous êtes comme beaucoup de gens, votre journée commence officiellement après une gorgée de Joe matinal. Sinon, vous êtes de mauvaise humeur et asocial. La plupart d'entre nous commence aussi la journée avec des crêpes, muffins, toasts, céréales, etc. pour le petit déjeuner. Ce sont tous des aliments qui contiennent des glucides simples qui se transforment rapidement en sucre, ce qui incite le cortisol à libérer sa deuxième libération induite par le stress de la journée, pour aider à équilibrer les niveaux d'insuline et de sucre dans le sang dans votre corps.

Facteur de stress numéro trois - la bataille de votre routine quotidienne du matin. C'est particulièrement stressant quand vous avez de jeunes enfants. Vous devez les aider à se réveiller et se lever, les baigner, les habiller, les nourrir, rechercher de chaussettes perdues, trouver des devoirs perdus- ils doivent être prêts avant que le bus arrive ou vous devez faire avancer les choses avant de devoir aller travailler.

Facteur de stress numéro quatre, cinq, six ... - si vous êtes un parent qui travaille, une journée difficile au travail ne fait qu'ajouter à votre stress. Au moment où vous arrivez au bureau, votre cœur bat plus fort, et la poussée d'adrénaline vous a travaillé et obtenu que vous continuez. Vers 10 du matin, votre corps subit un baisse de sucre dans le sang, ce qui vous amène à manger un repas riche en glucides simples, vous aurez donc prendre une autre tasse de café pour tenir jusqu'au déjeuner. Plus sucre dans le sang et caféine sont des facteurs de stress en montagnes russes.

Après l'heure du déjeuner, vous sentirez le besoin de faire une sieste, mais que diront les autres? Dormir au travail, ou même à la maison, en milieu de journée semble être le fait d'une personne paresseuse. Alors vous vous forcez, sans doute avec une autre tasse de café, ce qui conduit à une autre libération de l'hormone de stress. Vous vous forcer à travailler, même si votre cerveau ne fonctionne plus bien, et il ne pense plus clairement- les choses seront probablement brumeuses.

Au moment où tout est fait le travail de la journée, vous vous sentez si fatigué, et vous n'avez plus d'énergie, donc vous décidez probablement d'acheter le dîner au service à l'auto sur le chemin du retour ou tout simplement préparer quelque chose de facile à manger quand vous rentrez à la maison. Vous ne pouvez probablement pas attendre l'heure du coucher par cette heure.

Enfin, au moment où vos enfants sont au lit, vers 21h00, vous vous couchez en espérant vous reposer, mais vous ne pouvez pas vous détendre. Votre cœur et votre esprit fonctionnent encore vite, mais vous ne pouvez pas vous détendre et vous endormir même si vous vous sentez fatigué. Vous avez traînez l'après-midi, mais vous ne pouvez pas dormir. Vous êtes allongé sur le lit, vous vous tournez et vous retournez pendant 2-3 heures parce que les niveaux de cortisol dans votre corps sont encore élevés. Vous commencez à vous inquiéter parce qu'il est déjà 01h00, et vous n'êtes pas encore endormi, et vous devrez vous lever bientôt- vous avez besoin de sommeil, mais vous en manquez.

Et ce ne sont que vos facteurs de stress typiques de routine de tous les jours. Vous pourriez voir une hausse de ces facteurs de stress avec un nouveau patron, un nouvel emploi, un nouveau bébé, un mariage, la mort d'un être cher, un accrochage en voiture, des obligations de bénévolat ou d'emploi, les conflits interpersonnels, etc.

Que dois-je faire pour résoudre mon problème?

La première chose que vous devez faire est de commencer à écouter les signaux que votre corps vous envoie - **lorsque vous avez besoin de dormir, cessez-de l'ignorer**. Dormez. Faites une sieste. Déculpabilisez. Ce n'est pas être paresseux. Résistez à l'envie de veiller tard parce que vous avez un bon second souffle- ce sentiment d'énergie la nuit est en fait une inversion du cycle de cortisol, avec un pic des niveaux la nuit au lieu du matin.

Pour aider à arrêter le cercle vicieux, écoutez votre corps. Faites la sieste ou dormez chaque fois que votre corps le demande. Se reposer et dormir chaque fois que votre corps le demande vous aide à avoir des cycles de sommeil plus profond, restaurer vos glandes surrénales et réduire le cortisol libéré par le stress causé par la privation de sommeil. À son tour, cela contribuera à réduire les niveaux globaux de cortisol dans votre corps pendant l'heure du coucher, ce qui facilite votre sommeil la nuit.

Écoutez votre corps. Ne vous inquiétez pas de développer un mauvais horaire de sommeil. Votre santé est compromise, et vous avez besoin de repos et de sommeil pour le traitement de vos surrénales et la récupération. Prendre 500 grammes de magnésium à l'heure du coucher aidera votre corps à se détendre physiquement et l'acide gamma-aminobutyrique (GABA), un acide aminé qui inhibe la transmission nerveuse dans le cerveau vous aidera à vous détendre mentalement.

Chapitre 4: Y a-t-il un traitement pour la fatigue surrénalienne?

Telle est la question. Souvent, quand les gens le demandent, ce qu'ils veulent dire habituellement est, « Que puis-je prendre pour me sentir mieux la semaine prochaine? » Cependant, soigner le syndrome de fatigue surrénale n'est pas aussi simple que prendre des pilules.

La fatigue surrénale est une affection causée par le mode de vie et la simple prise de médicaments ne va pas guérir les problèmes sous-jacents. L'épuisement des surrénales est un peu différent d'une personne à l'autre, il n'y a donc pas de réponse unique pour guérir. Pour répondre à votre fatigue surrénale de manière adéquate, vous devrez identifier vos facteurs de stress et décider de la façon de modifier ou d'éliminer ces facteurs de stress. La clé de votre récupération est de trouver des solutions adaptées à votre problème de fatigue surrénale unique.

Si votre fatigue surrénale est causée principalement par la sensibilité à la nourriture, alors il sera utile de prendre une glandulaire surrénale. Cependant, il ne sera jamais vraiment résolu jusqu'à ce que la nourriture qui cause votre fatigue sont identifiée et éliminée de votre alimentation.

Si votre travail est la source de votre stress, alors la pratique des techniques de respiration de relaxation n'agit que comme un pansement pour une grande plaie. Vous devriez peut-être penser et envisager d'obtenir un autre emploi. Vous pourriez essayer de travailler à la maison ou rechercher un emploi à faible stress.

Si vos glandes surrénales sont fatiguées à cause des facteurs de stress constants, comme prendre soin d'un membre de la famille malade en phase terminale ou des personnes âgées, il est probable que vous ayez négligé de prendre soin de vous. Si c'est votre cas, le plan de votre traitement devra inclure obtenir un meilleur sommeil, une meilleure nourriture, et d'avoir quelqu'un à qui parler de états d'âme, èa part de parler de la prise de suppléments pour surrénale pour votre rétablissement.

Le traitement de la fatigue surrénale pour vous sera différent du traitement de votre ami. Pour déverrouiller votre plan de traitement personnalisé, vous devez identifier les causes de votre fatigue surrénale. Alors qu'un médecin peut vous aider au diagnostic et à l'élaboration d'un plan pour votre traitement, vous êtes votre propre meilleur fournisseur de soins de santé. Il vous appartient de comprendre votre état, traiter les causes et faire les changements dans votre vie qui vous aideront à rétablir votre santé.

REDUIRE et RECONSTRUIRE: Comment traiter l'épuisement surrénale

Il existe deux approches pour récupérer avec succès et traiter de l'épuisement des surrénales:

1. Réduire les facteurs de stress qui épuisent vos glandes surrénales, et;

2. La reconstruction de vos glandes surrénales

Pour ce faire, vous devez aborder et apporter trois (3) changements distincts dans votre style de vie pour une vie saine.

- La nutrition et l'alimentation,

- Le sommeil, et,

- La réduction du stress

Chacun de ces domaines a certains A NE PAS FAIRE et A FAIRE spécifiques et essentiels pour traiter la fatigue surrénale.

Réduire les facteurs de stress qui causent l'épuisement surrénal

Nutrition / régime

Dans le but d'éliminer complètement la nourriture qui augmente la glycémie et stimule la surproduction de cortisol, tels que les édulcorants artificiels, le sucre, les allergènes et la caféine, vous devez commencer à réduire la quantité de votre consommation des aliments mentionnés ci-dessus.

Se sevrer de substances comme la caféine peut être aussi stressant sur vos glandes surrénales que les boire. Alors n'allez pas à la dinde froide tout de suite. Commencez par réduire votre consommation quotidienne de moitié.

Sommeil

Se réveiller tôt, en ignorant l'envie de se reposer et de faire une sieste, et veiller jusqu'à tard dans la nuit stresse vos glandes surrénales, qui ont besoin de se réparer la nuit quand vous dormez. Donc dormez autant que votre corps a besoin. Ce n'est pas de l'égoïsme. Ce n'est pas être paresseux, et ce n'est pas une option. En fait, avoir le sommeil dont votre corps a besoin est très important pour votre traitement et votre récupération. Cela influencera la durée de votre temps de récupération. Si vous ne recevez pas autant de sommeil que votre corps a besoin, cela permettra de réduire votre temps de traitement.

Sortez du cercle vicieux. Arrêtez de boire des boissons contenant de la caféine pour rester éveillé et cesser de prendre des pilules pour vous aider à dormir. Leurs «calmants» et «remontants» artificiels influencent négativement vos signaux surrénaux, cycle de cortisol, et le rythme circadien et nuisent à votre corps.

La meilleure façon d'avoir assez d'énergie pour commencer la journée est d'avoir suffisamment de sommeil profond et réparateur, pas de café. Vous pouvez prendre un supplément glandulaire surrénale pour aider à augmenter les niveaux de votre cortisol le matin où vous avez vraiment besoin d'eux et de prendre un supplément de magnésium avant de dormir pour vous détendre et dormir, et aider à soutenir la reprise de votre fonction surrénale.

Réduction du stress

Pour réduire vos facteurs de stress, vous devez d'abord d'identifier les relations ou situations qui relèvent les niveaux de stress. Faites une liste des choses dans votre vie qui la rendent très stressée. Cela ne comprendra pas seulement les grandes choses. Elle devrait également inclure les petites choses telles que la goutte constante d'un robinet de cuisine à réparer et qui pourrait vous énerver. Les petites choses peuvent ne pas être la principale cause de votre fatigue surrénale, mais les petites choses qui irritent et vous amènent à vous inquiéter pouvez s'ajouter et vous empêcher d'avoir les temps d'arrêt pour vous détendre.

D'autre part, éliminez les toxines environnementales, tels que les plastiques, le fluor, le chlore et d'autres perturbateurs endocriniens. Méfiez-vous des nettoyants ménagers courants auxquels vous êtes exposé et que vous utilisez souvent. La plupart de ces produits chimiques sont très toxiques et dangereux et doivent être éliminés de votre maison. Ils contribuent à votre épuisement des surrénales.

Enfin, modérer votre activité physique. Bien que l'exercice soit bon pour la santé, un effort physique excessif draine vos glandes surrénales. Choisissez un exercice léger, le yoga, la marche, etc. plutôt que l'entraînement aérobie rythme rapide.

Reconstruire vos glandes surrénales

Nutrition / régime

Suivez le régime pour la fatigue surrénale et les lignes directrices abordées dans le chapitre suivant sur la bonne façon de manger: teneur élevée en protéines, trois (3) repas et trois (3) collations.

La prise de suppléments est également une partie essentielle lorsque vous traitez et récupérez de l'épuisement des surrénales. Vous pouvez envisager de prendre de la vitamine B complexe, de la vitamine C, des multivitamines de haute qualité, du GABA, du magnésium et de la glandulaire surrénale.

Sommeil

Vous avez appris la relation entre le manque de sommeil réparateur et profond, et soulagement du stress dans les chapitres précédents. Comme mentionné précédemment, ne dormez plus tard le 21: 00-22: 00 h et il faut s'y tenir. Restez au lit aussi tard que vous le pouvez, aussi souvent que vous le pouvez. Vos glandes surrénales se réparent mieux entre 7: 00-9: 00 heures. Lorsque vous avez besoin de faire quelque chose le matin, revenez dormir dès que vous le pouvez.

Prenez un repos et une sieste quand votre corps vous le dit. Lorsque vous luttez pour rester éveillé quand vous êtes somnolent, vous demandez à vos glandes surrénales de fonctionner au-delà de leur capacité. Planifiez une sieste entre vos activités quotidiennes.

Réduction du stress

Créer un plan pour traiter, réduire et éliminer les relations et situations stressantes. Prenez le temps d'examiner les sources de votre stress et de réfléchir à un plan pour faire face à chacune d'elles.

Vous est-il possible de supprimer ou de résoudre la source de ce stress? Sinon, comment pouvez-vous le réduire? Vous pouvez probablement cocher quelques petits facteurs de stress dans la liste rapidement. D'autres facteurs de stress ne seront pas résolus rapidement. Prendre le temps d'identifier ces facteurs de stress et de considérer des solutions est en soi thérapeutique. Vous pourriez parvenir à une solution viable.

Vous pouvez également apprendre quelques exercices et pratiques de respiration relaxante. Vous pouvez les utiliser pour vous détendre chaque fois que vous vous sentez anxieux. C'est un excellent moyen de ré-exercer la réponse de votre corps au stress.

Plusieurs plantes peuvent aider à réduire le stress. Aromathérapie, comme la lavande, thé à base de plantes, comme la camomille, et complément alimentaire, comme la valériane, peuvent aider à soulager le stress.

La cause de la fatigue surrénale est différente pour chacun, de sorte que votre approche pour le traitement et la récupération de l'épuisement des surrénales doit être personnelle et adaptée à votre situation. Identifiez vos points faibles, faites un plan pour réduire ou éliminer les facteurs de stress et apportez les changements nécessaires dans votre mode de vie pour le traitement et la récupération.

Chapitre 5: Le régime pour la fatigue surrénale et les lignes directrices pour le traitement et la récupération

Quels aliments devrais-je manger quand j'ai la fatigue surrénale? Quels aliments me font plus de mal que de bien? Pour le traitement et la récupération de l'épuisement des surrénales, voici les À NE PAS FAIRE et À FAIRE que vous devez suivre.

Le régime essentiel pour une personne atteinte de fatigue surrénale est similaire à une alimentation pour un mode de vie sain. Vos repas devraient consister en des aliments nutritifs et de haute qualité qui aideront à stabiliser les niveaux de sucre dans le sang dans votre corps pour maintenir la fonction des glandes surrénales en bonne santé.

Vous avez probablement mangé des repas qui affectent directement la fonction de vos glandes surrénales, ou pire, de sauter des repas, ce qui est aussi dur pour eux. Café et autres boissons contenant de la caféine, aliments emballés avec des édulcorants artificiels, des repas malsains, et les mauvaises habitudes alimentaires entravent la récupération de vos glandes surrénales.

Mangez fréquemment, 3 repas et 3 collations riches en protéines chaque jour.

Mangez votre petit-déjeuner 30 minutes après vous être réveillé et prévoyez de manger des recettes riches en protéines toutes les 2 à 3 heures pour aider à stabiliser les niveaux de sucre dans le sang.

Mangez des aliments « VRAIS ».

Lors de l'achat de la nourriture pour vos repas, évitez les mélanges pré-emballés et toute imitation de fromage pasteurisé. Évitez les aliments en conserve et instantanés. Evitez tout ce que vous n'aimeriez pas avoir à cuisiner vous-même. Ces aliments sont emballés avec des conservateurs et autres additifs qui peuvent nuire à la fonction de vos glandes surrénales. Toujours choisir des produits frais ou surgelés, des légumes, des fruits, de la viande, etc.

Oubliez ce que vous savez sur les « aliments du petit déjeuner. »

Les pires choses que vous pouvez manger pour le petit déjeuner sont des aliments riches en sucre, comme les céréales et les fruits. Ces aliments se transforment rapidement en sucre et relèvent le niveau de sucre dans le sang, ce qui, à son tour, fera travailler vos glandes surrénales plus fort pour combler quand vous aurez une baisse de niveau plus tard dans la matinée.

Pensez plutôt à la nourriture riche en protéines.

La viande et les œufs sont les meilleurs aliments pour commencer votre journée. Si vous choisissez de manger des fruits, alors décidez de manger des fruits entiers, qui sont riches en fibres, ce qui aide à absorber le sucre. Évitez les jus de fruits à boire le matin, ce qui donne juste un apport brusque de sucre à votre corps. Si vous choisissez des fruits, alors prenez quelque chose de plus substantiel 30 minutes plus tard.

Si vous devez manger des produits céréaliers, éviter la farine blanche et le sucre blanc. Choisissez les options à grains entiers, tels que des toasts de pain noir et de farine d'avoine, qui sont des glucides complexes qui prennent plus de temps à métaboliser. Et, bien sûr, inclure des protéines. Une option de petit-déjeuner facile et rapide est un délicieux repas de protéines mélangées.

Limitez les fruits et les légumes sucrés et les féculents.

Les bananes, en particulier, sont riches en potassium, ce qui provoque la fatigue surrénale. Aussi souvent que possible, choisir des légumes non féculents. Légèrement cuits ou crus sont les meilleures options de préparation. Toutefois, si vous utilisez crucifères, comme le chou-fleur, le chou et le brocoli, assurez-vous de toujours les faire cuire - ceci neutralise les éléments goitrigènes, qui sont des suppresseurs de thyroïde.

Éliminez les farines blanches et le sucre blanc.

Les glucides simples nécessitent de plus grandes quantités d'insuline. Cela rend plus difficile pour vos glandes surrénales de stabiliser les niveaux de sucre dans votre corps, ce qui, par conséquent, les stresse.

Toujours choisir des options de grains entiers. Les glucides complexes vous font sentir rassasié plus vite, ils sont plus lents à digérer, fournissent des fibres, et sont plus long à traiter, et, ainsi, modèrent les niveaux de sucre dans le sang dans votre corps.

Si vous voulez sucrer vos aliments, utilisez le miel brut, le sucre de palme, ou le Xylitol.

Évitez les aliments « régime ».

Le mot régime dans les produits alimentaires ne signifie pas qu'ils sont bons pour votre santé. Les boissons gazeuses diète, par exemple, contiennent des édulcorants artificiels. Les produits alimentaires non gras qui devraient en fait contenir peu de graisse feront des ravages non seulement sur les personnes atteintes de fatigue surrénale, mais aussi sur tout le monde en général. Les graisses artificielles et les édulcorants artificiels ne doivent pas être considérés comme faisant partie d'une alimentation saine. En fait, ces aliments peuvent effectivement entraîner un gain de poids.

Éliminez complètement la caféine.

Ceci est plus facile à dire que faire. Si vous êtes habitué à remonter votre corps avec du café ou des boissons contenant de la caféine pour vous maintenir toute la journée, alors il faudra s'y habituer. Cesser de fumer et de boire du café sont tous deux durs pour vos glandes surrénales. Comme mentionné précédemment, si vous êtes un accro du café, sevrez-vous progressivement. Coupez votre consommation quotidienne de moitié, puis à nouveau, de moitié.

Éliminez complètement l'alcool.

Comme la caféine, l'alcool est une substance difficile à éliminer, et vous ne pouvez pas simplement le faire brusquement. Réduisez lentement votre consommation jusqu'à ce que vous ayez réussi à le retirer de votre alimentation. Si vous êtes atteint de fatigue surrénale et si vous avez du mal à stabiliser le sucre dans le sang, le livre   Pommes de terre non Prozac: Solutions pour la Sensibilité au Sucre discute du lien entre la sensibilité au sucre et les envies d'alcool, ainsi qu'un plan en 7 étapes pour contrôler les envies de sucre.

Ne limitez PAS votre consommation de sel.

Lorsque vous êtes atteint de fatigue surrénale, vous serez envie de quelque chose de salé. Le sodium est important pour la fonction de la glande surrénale. Lorsque vos glandes surrénales sont épuisées, elles sont généralement en manque de sodium. Cependant, tous les sels ne sont pas égaux. Le sel de la Mer Celtique est une source abondante de traces de minéraux, en plus du sodium, ce qui en fait un sel plus sain. Un autre bon choix est le sel rose de l'Himalaya, ce qui est excellent dans une salière. Le sel de mer et sel de l'Himalaya ont des teneurs en minéraux de sel différentes et vous vous sentirez mieux avec l'un qu'avec l'autre. Vous pouvez garder les deux à portée de main- utiliser du sel de mer pour les recettes et utiliser le sel de l'Himalaya dans la salière sur la table. La variété est en effet le piment de la vie.

Ne limitez PAS les graisses dans votre alimentation.

Nous ne parlons pas simplement des graisses ici. Je fais référence au bon type de gras. Votre corps utilise le cholestérol et les graisses pour fabriquer des hormones. Si vous n'en recevez pas assez, votre corps ne sera pas en mesure de produire les hormones dont il a besoin.

Cela est contraire aux tendances de régime. Cependant, un régime alimentaire faible en gras contribue réellement à la fatigue surrénale, surtout si vous vous privez même des graisses saines. Inclure les bonnes graisses dans votre alimentation, comme l'huile de noix de coco et l'huile de pépins de raisin, que vous pouvez utiliser tous deux pour la cuisson à haute température comme la friture, du vrai beurre biologique, et l'huile d'olive.

Identifiez et éliminez les aliments auxquels vous êtes sensible et allergique.

Les sensibilités alimentaires et les allergies alimentaires sont plus courantes que vous pensez et les suspects les plus communs sont dans les aliments de tous les jours, comme le maïs, le soja, les œufs, le blé, le lait, et d'autres.

Les sensibilités alimentaires et les allergies alimentaires différées ne peut provoquer des réactions dramatiques, telles que l'anaphylaxie ou de l'urticaire, mais ils ajoutent au sentiment général de maladie, en plus de stresser sévèrement vos glandes surrénales.

Exemples de recettes pour la fatigue surrénale

Si vous venez de commencer à changer votre alimentation pour traiter et récupérer de la fatigue surrénale, alors voici quelques recettes pour vous aider à démarrer.

La soupe pour fatigue surrénale "Taz"

Cette recette célèbre pour la fatigue surrénale est riche en minéraux, alcalinise le système, et apaise.

Ingrédients:

- 1 courgette, moyenne, en tranches
- 1 cuillère à café de paprika
- 1 oignon, de taille moyenne, haché
- 1 tasse de jus de tomate
- 1 tasse d'eau filtrée
- 1 tasse de bouillon de poulet
- 1 tasse de céleri, haché
- 1 boîte (16 onces ou 475 ml) de haricots verts
- 2 cuillères à soupe de miel brut

Instructions:

1. Mélangez tous les ingrédients dans une casserole et laissez mijoter pendant environ 1 heure ou jusqu'à ce que les légumes soient tendres.

Les 2 recettes suivantes sont également intéressantes pour le soutien surrénal. La première recette, Unique du Matin, est une suspension de sel que vous buvez le matin. Il fournira à votre corps les oligo-éléments dont il a besoin pour une fonction cellulaire optimale.

La deuxième recette est une combinaison de miel et de sel que vous prenez la nuit. Il est rapporté que cette boisson aide à garder les niveaux de sucre dans le sang pendant la nuit, augmente la production de mélatonine, et nous l'espérons, vous aider à mieux dormir.

Unique du matin

Ingrédients:

- Sel de la Mer Celtique ou sel rose de l'Himalaya en cristal de sel, assez pour remplir 1/4 de pot, ou plus encore au besoin

- Assez d'eau pour remplir le pot

Équipement:

Pot en verre avec un couvercle en plastique ou en verre - ne pas utiliser de couvercle métallique.

Instructions:

1. Remplissez le pot au 1/4 avec le sel de votre choix. Verser suffisamment d'eau pour remplir le pot.

2. Laissez le sel se dissoudre pendant la nuit. Si le sel est dissous dans la matinée, ajouter du sel jusqu'à ce que vous atteigniez un point de

saturation où le sel ne se dissout plus- il est correct de laisser le sel non dissous dans le pot. Vous pouvez simplement ajouter plus d'eau plus tard, quand le pot se vide.

3. Pour l'utiliser, prendre une seule cuillère à café en utilisant une cuillère à café de mesure en matière plastique et mélanger dans un verre d'eau. Buvez cela en premier le matin avant de boire ou de manger quoi que ce soit d'autre.

Remarques: Ne laissez aucun métal en contact avec l'eau pure.

Miel et sel de mer du soir

Ingrédients:

- 1 cuillère à café de miel brut

- sel gris de la mer celtique ou sel rose de l'Himalaya

Instructions:

1. Il existe plusieurs versions de cette recette. Prenez 1 cuillère à café de miel et saupoudrez de sel de mer au-dessus du miel.

2. Prenez le mélange avant d'aller dormir.

3. Beaucoup de gens prennent une cuillerée saupoudrée de sel. Si vous êtes atteint de fatigue surrénale, le sel aidera vos glandes surrénales. Les proportions importent peu. Essayez juste de trouver ce qui fonctionne le mieux pour votre corps.

Le petit déjeuner est le repas le plus dur si vos surrénales sont épuisées. La nourriture du petit-déjeuner traditionnel et le repas que nous mangeons d'habitude le matin ne sont pas de favorables aux surrénales. C'est déjà difficile de commencer la journée jusqu'à ce que vous ayiez quelque chose de bon à manger.

Le reste des plats du dîner sont de grandes options parce qu'ils sont plus riches en protéines. La recette de hachis ci-dessous demandera un certain effort pour faire, mais elle est très satisfaisante.

Petit-déjeuner Style Hachis

Ingrédients:

- 1-2 oeufs

- 1 cuillère à soupe d'huile de noix de coco, sans parfum

- 1 patate douce, de taille moyenne, en cubes

- 1 oignon de petite taille, haché

- 1 gousse d'ail broyée puis haché

- 1 betterave en cubes

- toute combinaison de vos légumes verts préférés: le chou frisé, la bette ou les épinards

- sel de mer Celtique, au goût

- Cremini, shiitake, maitake, ou d'autres champignons de votre choix

- fromage Manchego rapé

Instructions:

1. Mettre l'huile dans une poêle de grande taille, et chauffer. Ajouter la patate douce, la betterave, l'oignon et l'ail dans la poêle et faire revenir jusqu'à tendreté.

2. Ajouter les champignons et mélanger dans les légumes verts jusqu'à ce qu'ils ramollissent. Assaisonner au goût avec du sel.

3. Casser 1-2 oeufs sur le dessus et cuire jusqu'à ce que l'œuf / les oeufs soient cuits à votre convenance. Vous pouvez également mélanger l'œuf / les oeufss dans le style omelette avant de verser dans la poêle.

4. Garnir de fromage manchego. Servir.

Remarques: Vous pouvez utiliser la betterave crue ou la betterave marinée. Si vous l'utilisez crue, alors sauter avec la patate douce jusqu'à tendreté. Si vous l'utilisez marinée, découper simplement en dés et l'ajouter à la poêle après avoir ajouté les légumes verts, avant l'œuf / les oeufs.

Calmez-vous. Avant de commencer à cuisiner, lisez le chapitre ci-dessous pour savoir quels aliments vous devez éviter et éliminer de votre alimentation.

Chapitre 6 : intolérances alimentaires et allergies alimentaires différées causent la fatigue surrénale

Il y a des facteurs de stress cachés qui causent l'épuisement des surrénales - intolérances alimentaires et les allergies alimentaires dirrérées. Ces coupables cachés peuvent être ceux qui entravent la récupération de vos glandes surrénales ou toute tentative pour vous sentir mieux. Ainsi, vous vous sentez toujours fatigué et sans énergie.

Habituellement, lorsque le mot allergie vient à l'esprit, nous pensons généralement que dans un délai relativement court, nous commencerons à voir la réaction évidente et dramatique aux substances auxquelles nous sommes allergiques, tels que le gonflement ou l'urticaire et essoufflement. Toutefois, lorsque vous avez de l'allergie alimentaire différée à une substance particulière, ce est pas toujours le cas. Cela peut prendre des heures, voire des jours avant que les symptômes apparaissent, et les symptômes peuvent ne pas être des réactions que nous reconnaissons.

Le cortisol, hormone produite par les glandes surrénales, joue un rôle essentiel dans la réponse aux allergènes. Lorsque vous mangez des aliments auxquels vous êtes allergique fréquemment, vos glandes surrénales travailleront en permanence pour réagir en conséquence.

Lorsque vous êtes allergique à quelque chose d'aussi commun que le blé, vos glandes surrénales sont toujours à un certain niveau de vigilance, et vous pouvez même ne pas vous rendre compte que l'allergie alimentaire est la cause de votre stress.

La différence entre l'intolérance alimentaire et l'allergie alimentaire

La plupart d'entre nous ne sont pas conscients qu'il existe deux types d'allergies alimentaires. Vous pourriez être gravement allergique à quelque chose et éprouver immédiatement des réactions anaphylactiques graves, qui sont tous deux couramment associés à l'allergie aux fruits de mer et à l'arachide. Ceci s'appelle « véritable allergie » ou anticorps immunoglobuline E (IgE) et c'est ce que la plupart d'entre nous pensent quand les gens disent qu'ils sont allergiques à quelque chose.

Cependant, il y a un deuxième type d'allergie alimentaire qui n'est pas généralement connu. Cette allergie alimentaire est appelée sensibilité alimentaire, l'allergie alimentaire différée ou intolérance alimentaire IgG. Cette allergie alimentaire est moins connue, mais elle est beaucoup plus fréquente.

Quand une personne a ce type d'allergie alimentaire, les réactions et les symptômes pourraient avoir lieu après quelques heures, voire des jours, après avoir mangé l'aliment incriminé. Il existe plusieurs types de réactions à ce type d'allergie. Vous pouvez même ne pas être au courant que quelque chose que vous avez mangé cause certains des problèmes physiques que vous rencontrez. Qui penserait que quelque chose que vous avez mangé il y a 3 jours est le coupable. De plus, si vous associez une réaction physique à quelque chose que vous avez mangé, vous l'habitude de penser que c'est que quelque chose de spécial que vous avez mangé. Cependant, vous pouvez être allergique à quelque chose que vous mangez tout le temps. Certains des coupables les plus courants sont le lait de vache, les œufs, le soja, les arachides, le blé, le poisson, les noix et les crustacés. Parfois, vos symptômes peuvent être une réaction à une combinaison spécifique d'aliments qui ne causent généralement pas de symptôme lorsqu'ils sont consommés individuellement.

Syndrome de l'intestin poreux et épuisement des surrénales

Quand une personne est sensible à divers aliments, la muqueuse de l'intestin et l'estomac devient enflammée et irritée, et si la personne mange continuellement de la nourriture qui irrite le système digestif, alors il n'aura pas la possibilité de se reposer et guérir. Cela conduit à des brûlures d'estomac, douleurs à l'estomac, du gaz ou d'autres inconforts. Cela peut même conduire au « syndrome de l'intestin perforé, » une condition qui augmente la pénétrabilité des parois de l'intestin qui permet aux graisses non digérées et aux protéines de « fuir » de l'intestin vers la circulation sanguine, ce qui, à son tour, provoque des réactions auto-immunes.

Lorsque cela se produit, les glandes surrénales sont alertées de l'augmentation des taux d'histamine, qui provoque l'inflammation. Ceci, à son tour, déclenche augmenter la sécrétion de cortisol, qui est un anti-inflammatoire, par les glandes surrénales,.

Que signifie l'intestin poreux pour les personnes atteintes de fatigue surrénale?

Si vous avez la fatigue surrénale et vous mangez souvent de la nourriture qui provoque une réponse auto-immune ou une inflammation, alors vous mettez une forte pression sur vos glandes surrénales déjà épuisées pour maintenir des niveaux accrus de cortisol pour supprimer l'inflammation.

Maintenant, imaginez que vous êtes sensible au blé, que vous mangez à chaque repas sous une forme ou une autre - comme ingrédient dans la soupe en conserve, comme plat principal comme les pâtes, comme du pain grillé le matin, ou comme la sauce de soja que vous utilisez pour mariner viande. Lorsque vous avez la sensibilité alimentaire non reconnue, vous

vous exposez continuellement à un allergène qui contribue à votre épuisement des surrénales.

Comment puis-je reconnaître si j'ai des allergies alimentaires?

Mis à part les symptômes gastriques, la sensibilité alimentaire ou une allergie alimentaire différée se manifestent par des symptômes dont vous ne verriez pas habituellement le rapport - l'asthme, la migraine, l'arthrite rhumatoïde, la fibromyalgie et d'autres syndromes auto-immunes, l'autisme, le trouble de déficit de l'attention (TDA), et il y en a beaucoup qui sont reconnus comme déclenchés par la sensibilité alimentaire. Les personnes qui ont identifié les aliments auxquels ils sont sensibles et qui les ont éliminé de leur régime alimentaire ont considérablement amélioré leur santé.

Les allergies alimentaires différées ou la sensibilité alimentaire sont, sans qu'on le sache, la cause de nombreuses plaintes au jour le jour, tels que:

- Acné

- Joues roses

- Cernes sous les yeux

- Gain de poids,

- Oreilles bouchées

- Infections chroniques de l'oreille

- Problèmes chroniques des sinus

- Dépression

- Faiblesse musculaire

- Douleur articulaire

- Migraine

- Maux de tête

- Léthargie

- Incapacité à se concentrer

- Pensées confuses

- Fringales pour la nourriture à laquelle vous êtes allergique

Les symptômes ci-dessus peuvent sembler mineurs, mais ils sont tous des réactions à une allergie alimentaire.

Y a-t-il un moyen de tester la sensibilité à l'alimentation?

Vous pouvez demander à votre médecin d'ordonner un test sanguin pour aider à identifier votre niveau de sensibilité aux coupables les plus courants. Cependant, il y a des gens qui affirment que les résultats du test ne sont pas fiables, en particulier si le score est faible à modéré. Peu importe, c'est un bon point de départ. Vous aurez une liste d'aliments spécifiques dont vous pouvez suivre toutes les réactions ou que vous essayez d'éliminer de votre alimentation. Si vous avez des allergies alimentaires multiples, ce qui est tout à fait probable, un test sanguin est un moyen plus facile et plus rapide pour déterminer de quels aliments il s'agit.

Si vous ne disposez pas d'un médecin, vous pouvez commander un test de laboratoire pour la sensibilité alimentaire directement à certains laboratoires. Ce test ne sera pas cher, mais vous serez en mesure d'obtenir les résultats 7 jours après que le laboratoire ait reçcu votre échantillon. Vous pouvez également commander une consultation privée au téléphone avec un médecin pour vérifier vos résultats.

Si vous décidez de faire un auto-diagnostic, vous pouvez suivre un régime d'élimination destiné à identifier rapidement un grand nombre de sensitifs alimentaires les plus courants tout en se concentrant positivement sur l'établissement de la liste des aliments auxquels vous n'êtes pas réactif pour aider à traiter et récupérer de la fatigue surrénale. Le livre « Le Plan » par LynGenet Recitas est également une lecture très utile.

Y a-t-il un remède pour les allergies alimentaires?

Heureusement, il est possible d'inverser certaines des allergies alimentaires retardées IgG. L'étape essentielle lorsque vous avez des allergies à plusieurs aliments est de commencer à éliminer ceux sur votre liste de sensibilité pour environ 2-3 mois- cela peut prendre longtemps pour effacer tous les allergènes dans votre système. Au cours de cette période, vous devriez prendre un bon probiotique pour aider repeupler votre intestin avec des bactéries bénéfiques pour faciliter la digestion. Vous pouvez aussi boire du jus d'Aloe Vera, qui est connu pour avoir des propriétés curatives utiles pour le tube digestif. Si vos allergies alimentaires ont provoqué la prolifération de levure Candida dans votre intestin, alors c'est aussi le temps de les guérir aussi bien.

Après le temps de nettoyage et de guérison, vous pouvez commencer à réintroduire les aliments que vous avez éliminé un à la fois, en commençant par les coupables ayant le score le plus bas indiqué dans le résultat du test.

Après la période de repos, il est évident que les aliments provoquent une réaction particulière. Il est possible que la plupart des aliments auxquels vous êtes sensibles peuvent être tolérés en prises peu fréquentes ou en petites quantités.

Commencez un journal en notant chaque aliment que vous essayez de réintroduire dans votre alimentation. Si vous ne ressentez aucune réaction lors de la première journée, essayez cet aliment le lendemain. Si vous n'avez aucune réaction, alors prenez en plus le troisième jour. Après cela, attendez quatre jours avant d'essayer le prochain score le plus bas sur votre liste de sensibilité, en suivant la même méthode. Gardez à l'esprit que si vous avez une réaction, vous devez cesser d'essayer cet aliment.

Maintenant que vous avez une idée complète sur la façon de commencer votre traitement et la récupération de la fatigue surrénale, faites les changements de style de vie qui correspondent à vos besoins. La première étape pour une meilleure santé est de prendre en charge votre santé.

Mots de la fin

Merci encore d'avoir acheté ce livre!

J'espère vraiment que ce livre est en mesure de vous aider.

La prochaine étape est pour vous **vous abonner à notre bulletin électronique**pour recevoir des mises à jour sur les nouvelles versions de livres ou les promotions à venir. Vous pouvez vous inscrire gratuitement et en prime, vous recevrez également notre livre « 7 erreurs de remise en forme, que vous faites sans savoir » ! Ce livre bonus met à plat beaucoup d'erreurs de conditionnement physique les plus courantes et démystifie beaucoup de la complexité et de la science de se mettre en forme. Avoir toutes ces connaissances de remise en forme et la science organisée dans un livre étape par étape vous aidera à démarrer dans la bonne direction dans votre voyage vers la remise en forme! Pour vous abonner à notre bulletin électronique gratuit et réclamer votre livre gratuit, s'il vous plaît visitez le lien et inscrivez-vous: **www.hmwpublishing.com/gift**

Enfin, si vous avez aimé ce livre, je voudrais vous demander une faveur, seriez-vous assez aimable pour laisser un commentaire pour ce livre? Ce serait vivement apprécié!

Merci et bonne chance dans votre voyage!

A propos du co-auteur

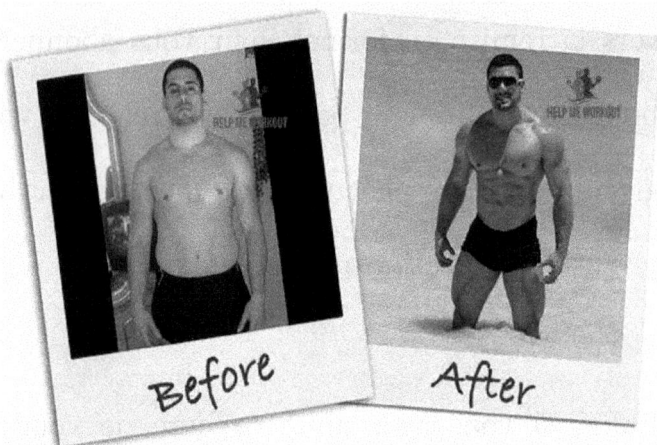

Before   After

Mon nom est George Kaplo; Je suis un entraîneur personnel certifié de Montréal, Canada. Je vais commencer par dire que je ne suis pas le plus grand gars que vous ayez jamais rencontré et cela n'a jamais été vraiment mon objectif. En fait, j'ai commencé à travailler quand j'étais plus jeune pour surmonter ma plus grande insécurité, qui était ma confiance en soi. Cela était dû à ma taille de seulement 5 pieds 5 pouces (168cm), ce qui m'a découragé de tenter quoi que ce soit que je voulais réaliser dans la vie. Vous pouvez passer par des défis en ce moment, ou vous pouvez tout simplement vous mettre en forme, et je peux certainement en parler.

Pour moi personnellement, je suis toujours un peu intéressé par le monde de la santé et de remise en forme et je voulais gagner un peu de muscle en raison des nombreuses brimades dans mon adolescence sur ma taille et mon corps en surpoids. Je me suis dit que je ne pouvais rien faire de ma taille, mais je pouvais faire quelque chose sur ce que à quoi mon corps ressemblait. Ce fut le début de mon voyage de transformation. Je ne savais pas où commencer, mais je me suis lancé. Je me sentais inquiet et j'avais parfois peur que d'autres personnes se moquent de ma manière de faire les exercices dans le mauvais sens. J'ai toujours souhaité d'avoir un ami à mes côtés qui serait assez bien informé pour m'aider à démarrer et « me montrez les ficelles. »

Après beaucoup de travail, d'études et d'innombrables essais et erreurs. Certaines personnes ont commencé à remarquer que je devenais de plus en forme et comment je commençais à porter un vif intérêt sur le sujet. Cela a conduit beaucoup d'amis et de nouveaux visages à venir me voir et me demander des conseils de remise en forme. Au début, il semblait étrange quand les gens me demandaient de les aider à se mettre en forme. Mais ce qui m'a aidé à poursuivre, c'est quand ils ont commencé à voir des changements dans leur propre corps et m'ont dit que c'est la première fois qu'ils ont vu des résultats concrets! A partir de là, plus de gens ont continué à m'approcher, et cela m'a fait prendre conscience après avoir tant lu et étudié dans ce domaine que cela m'a aidé, mais il m'a aussi permis d'aider les autres. Je suis maintenant un entraîneur personnel pleinement certifié et j'ai formé à ce jour de nombreux clients qui ont obtenu des résultats étonnants.

Aujourd'hui, mon frère Alex Kaplo (également un entraîneur personnel certifié) et moi possèdons et exploitons cette entreprise d'édition, où nous amenons des auteurs passionnés et experts à écrire sur des sujets de santé et de remise en forme. Nous organisons également un site de remise en forme en ligne « HelpMeWorkout.com » et j'aimerais me connecter avec vous en vous invitant à visiter le site Web à la page suivante et en vousabonnant à notre lettre d'information par courriel (vous pourriez même obtenir un livre gratuit).

Enfin, et non des moindres, , si vous êtes dans la position où j'étais une fois et que vous voulez quelques conseils, ne hésitez pas à demander ... Je serai là pour vous aider!

Votre ami et entraîneur,

George Kaplo

Entraîneur personnel certifié

Télécharger un autre livre gratuitement

Je tiens à vous remercier d'avoir acheté ce livre et vous offre un autre livre (tout aussi long et précieux que ce livre), « les erreurs de santé et de remise en forme que vous faites sans savoir», totalement gratuit.

Visitez le lien ci-dessous pour vous inscrire et le recevoir: **www.hmwpublishing.com/gift**

Dans ce livre, je corrigerai les erreurs de santé et de remise en forme les plus courantes, que vous commettez probablement en ce moment, et je vais vous révéler comment vous pouvez facilement obtenir a meilleure forme de votre vie!

En plus de ce cadeau précieux, vous aurez aussi l'occasion d'obtenir nos nouveaux livres gratuitement, recevoir des cadeaux, et recevoir d'autres e-mails intéressants de ma part. Encore une fois, visitez le lien pour vous inscrire: **www.hmwpublishing.com/gift**

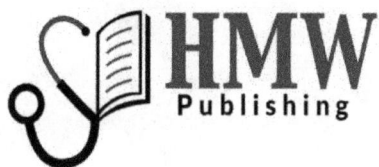

Pour plus de livres intéressants visiter:

HMWPublishing.com

www.ingramcontent.com/pod-product-compliance
Lightning Source LLC
Chambersburg PA
CBHW050735030426
42336CB00012B/1584